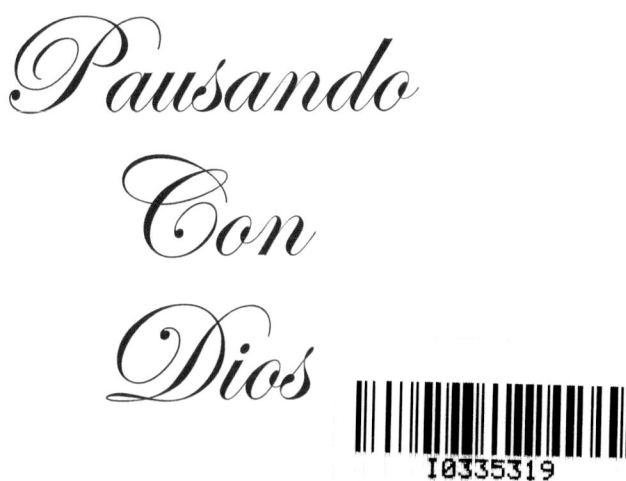

Pero tú, Señor, eres nuestro padre;
nosotros somos el barro y tú eres quien
nos da forma; todos nosotros somos obra
de tus manos.
Isaías 64:8

Un Viaje A Través De La Menopausia

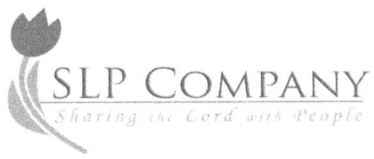

Copyright © 2016 por Sheri Powell

Todos los derechos reservados. Ninguna parte de este libro puede ser reproducida en cualquier forma o por cualquier medio electrónico o mecánico, incluyendo el almacenamiento de información y sistemas de recuperación, sin permiso por escrito del autor.

Cubierta en español diseñada por Christine Dupree Cedupre@msn.com (adaptado de la versión en inglés por David Humphrey)
Traducción al español por Carmen Tanski y Susie Fonseca (adaptado de la versión en inglés editado por Sherrie Clark)
Publicado por: SLP Company, P.O. Box 9172, Fleming Isle, FL 32006
Impreso por CreateSpace

Registrado en la Biblioteca del Congreso, número de caso: 1-3312582981
ISBN-13: 978-0-692-69860-0
ISBN 10: 0-692-69860-4

Interior design by Gray Dog Press, Spokane, WA

Puede ponerse en contacto con SLP Company o Sheri Powell por medio de: Sitio web: www.PausingWithGod.com
Correo electrónico: PausingWithGod@gmail.com
Escríbanos a:

SLP Company
P. O. Box 9172
Fleming Isle, FL 32006

Impreso en los Estados Unidos de América

Dedicado a la
Memoria de mi madre
DeLorise Simmons
"Una Mujer de Excelencia"

Lo que los lectores dicen acerca de *Pausando Con Dios*...

"Sheri tiene un mensaje divinamente ungido, otorgado a ella específicamente con el propósito de aliviar, consolar, restaurar e inspirar a las mujeres antes, durante y después de la menopausia."

Cleo D. Graham, R.N.P., B.S.N., M.N.

Luego de leer *Pausando Con Dios*, me queda absolutamente claro (aunque ya lo sabía) lo mucho que amas al Señor! Es una verdad que resuena con cada página. Te felicito, mi hermana, por tu persistencia y resolución de poner en tinta y papel lo que ha estado embotellado en tu corazón.

Joleen Green
Bridgeport, CT

Quede perpleja al percibir el nivel de fe que esta mujer de Dios tiene, pero sin escatimar en compartir honestamente su lado humano. Autora Sheri Powell en su capacidad de usar analogías y escrituras, prepara al lector para cada sección y cada punto de discusión. Pausando Con Dios contiene humor y sabiduría...una buena combinación en un libro fácil de leer.

Sheri Clark
Escritora y Editora

Reconocimientos

Primero, debo agradecer a Dios por lo que ha hecho, esta haciendo y ha prometido hacer a través de Su Palabra. ¡Verdaderamente, he probado su infinita bondad!
(Salmos 34:8)

¡El amor, la misericordia y la gracia de Dios son eternos! Sin Él, nada de esto sería posible. ¡Pero con Él, todo es posible!
(Mateo 19:26)

Segundo, debo expresar mi profundo agradecimiento a mi familia y amigos. Su amor y apoyo han permitido que Dios cumpla en mí el propósito para el cual fui creada.

Tercero, separo unas líneas para agradecer a todas las mujeres que Dios ha puesto en mi vida. Son muchas para mencionar aquí porque he tenido maestras, animadoras y compañeras de estudio bíblico. Han sido física y espiritualmente mi Aarón y mi Hur.

Algunos días caminaron a la par conmigo y otros días me empujaron adelante, ayudándome a convertirme en quien soy hoy día.
¡Gracias!

*Próximo, tracias a mi editora, Sherrie Clark, y al mejor consultor y artista de diseño grafico, Dave Humphrey. Ustedes son los mejores compañeros de parto.
¡Gracias por ayudarme a traer este bebe al mundo!

Y por último, GRACIAS por escoger este libro.
¡Es mi oración que usted disfrute Pausando Con Dios!

Prefacio

Un prefacio se puede redactar de muchas maneras distintas. Reflexionando e investigando en cómo hacerlo, recibí el consejo de consultar a alguien bien conocido, un experto en la materia. El prefacio es una parte importante de un libro. Ayuda a decidir si va a continuar leyendo o no. Así es que en preparación, consulte a Dios en oración para que me ayudara a identificar quien debe participar en esta sección.

La respuesta que salto en mi corazón fue la primera y última. Selah. Pause y considere la respuesta durante casi una hora. Así es que preví a mi hija y mi hijo como los autores del prefacio.

Que respuesta tan perfecta. No lo hubiera considerado por mí misma. ¿Quién me conoce mejor que ellos? ¿Quien, además de mi, tiene mejor conocimiento sobre mi viaje a través de la menopausia que ellos dos?

—Sheri Powell

Mi conocimiento de la menopausia es limitado ya que todavía no he tenido la experiencia. Pero observando los efectos de esta en mi madre, aprendí algunas cosas de ella y esto me ha dado confianza de que cuando sea mi turno, no tengo que temerle.

Decidir a tratar, o no, su menopausia con suplementos o medicamentos es una decisión muy personal. Sin embargo, como mujer de Dios, tener fe en El es un requerimiento. My deseo para usted, la lectora, es que pueda obtener aquí una nueva perspectiva de la menopausia y sepa que no está sola.

—Synora W. McCoy

Cuando mi mama me pidió que contribuyera al prefacio de su libro, mi primera reacción fue, "Ni siquiera sabía que estabas escribiendo un libro." Luego de leer el primer capítulo, les quiero decir que este libro ha sido escrito por una mujer de inspiración que se preocupa no solo por su propio bien y salud, sino por el de otras también.

Al descubrir la buena noticia de este libro, revivi muchas memorias, demasiadas para escribir aquí. Pero creo que ella ha diseñado un mapa para el peregrinaje de la menopausia.

No puedo decir que sea fácil, ni siquiera soy mujer, pero de acuerdo a lo que mi mama me ha explicado, la menopausia no es una ruta para ser transitada sola. Si permite que Dios le guie a través de ella, la dificultad disminuirá.

Aconsejo y aliento a toda mujer que lea este libro y mantenga su mente abierta para recibir información en relación a la menopausia que quizás antes no conocía.

—Joseph N. Powell

Introducción

Tradicionalmente, un libro de esta índole contendría terminología médica a fondo y sinopsis doctoral. Rompiendo con la tradición, Pausando Con Dios tomará un enfoque distinto.

Este libro se escribió para provocarle risa, lágrimas y una resolución que usted sin duda triunfará en esta jornada a través de la temporada de la menopausia.

Sea que usted esté, o no, pre-menopáusica, peri-menopáusica, menopáusica, posmenopáusica, o todavía muy joven para pensar en esto, mi oración es que usted reciba aliento mas allá de lo imaginable.

Mi esperanza es que este libro le conceda la certeza que usted no está sola en esta jornada emocional, mental, física y espiritual de la menopausia.

Este libro NO ha de ser considerado consejo médico, o para diagnosticar, o proveer cura o prevención de la menopausia.
Por lo que los síntomas de la menopausia son numerosos y determinar su posición en la temporada de la misma conlleva una serie de análisis de laboratorios, es conveniente que consulte a un medico profesional.

Este libro ha sido escrito como instrumento de aliento.

Tabla de Contenido

Capítulo 1
   Menopausia 1
Capítulo 2
   Acondicionamiento 7
Capítulo 3
   Medio Tiempo 15
Capítulo 4
   Pausando Con Dios 23
Capítulo 5
   Cambios 31
Capítulo 6
   Trafico 39
Capítulo 7
   Patrón 45
Capítulo 8
   Proverbios 53
Capítulo 9
   Hechos 63
Capítulo 10
   Tito 69
Capítulo 11
   Salmos 79
Capítulo 12
   Eclesiastés 87

Capitulo 1

Menopausia

Bendito sea el Dios y Padre de nuestro Señor Jesucristo, Padre de misericordias y Dios de toda consolación, el cual nos consuela en todas nuestras tribulaciones, para que podamos también nosotros consolar a los que están en cualquier tribulación, por medio de la consolación con que nosotros somos consolados por Dios. Porque de la manera que abundan en nosotros las aflicciones de Cristo, así abunda también por el mismo Cristo nuestra consolación.

2 Corintios 1:3-5

Menopausia

La mera mención de la palabra menopausia ha conllevado un tono negativo en el pasado, posiblemente porque el tema nunca ha sido comprendido. Gracias a Dios, hoy día existe una gran cantidad de información, tratamientos y terapia para las mujeres. Ya no es necesario sufrir en silencio.

Me acuerdo escuchar las historias de las mujeres mayores cuando se referían al "túnel oscuro" y la desesperanza que nunca regresarían a la normalidad. Sus historias me espantaron al punto de cerrar mi mente a la realidad de que un día yo también tendría que atravesar por esta temporada.

Independientemente, el ciclo de la menopausia es inevitable para toda mujer. Algo que descubrí es que necesitamos la gracia de Dios y unas a otras para caminar esta jornada victoriosa. El propósito de este libro es para asegurarle que la menopausia no es el fin del mundo y tampoco "un túnel oscuro sin regreso." La menopausia es una temporada de preparación y perfeccionamiento. Dios nos tiene en la palma de Sus manos, y es Él quien nos ministra, sana, consuela y libera. Mmm...¿aún en medio de la menopausia? Si, aún en medio de la menopausia, porque

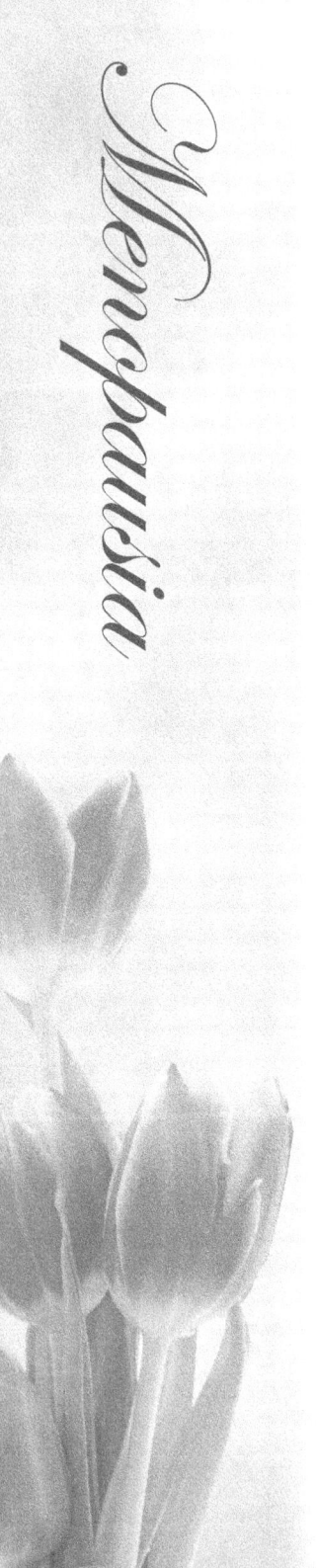

simplemente estamos pausando por una temporada.

Jeremías 1:5 nos recuerda que todo lo que hemos vivido (pasado), estamos viviendo (presente) y viviremos (futuro), Dios lo sabía aún antes de que saliéramos del vientre de nuestra madre. Dios dijo que El nos ha santificado y ordenado con el conocimiento de que nada-circunstancia ninguna-nos puede tocar sin que El lo sepa primero. Y si ya Dios lo sabía, entonces debe haber un gran propósito para Su gloria y nuestro beneficio. A animarse entonces según pausamos con Dios, el Padre de nuestro Señor y Salvador Jesucristo, y confiemos que Él nos dará exactamente lo que necesitamos.

Pensamientos y Reflexiones

Pensamientos y Reflexiones

CAPITULO 2

Acondicionamiento

Y NADIE ECHA VINO NUEVO EN ODRES VIEJOS; DE OTRA MANERA, EL VINO NUEVO ROMPE LOS ODRES, Y EL VINO SE DERRAMA, Y LOS ODRES SE PIERDEN; PERO EL VINO NUEVO EN ODRES NUEVOS SE HA DE ECHAR.

MARCOS 2:22

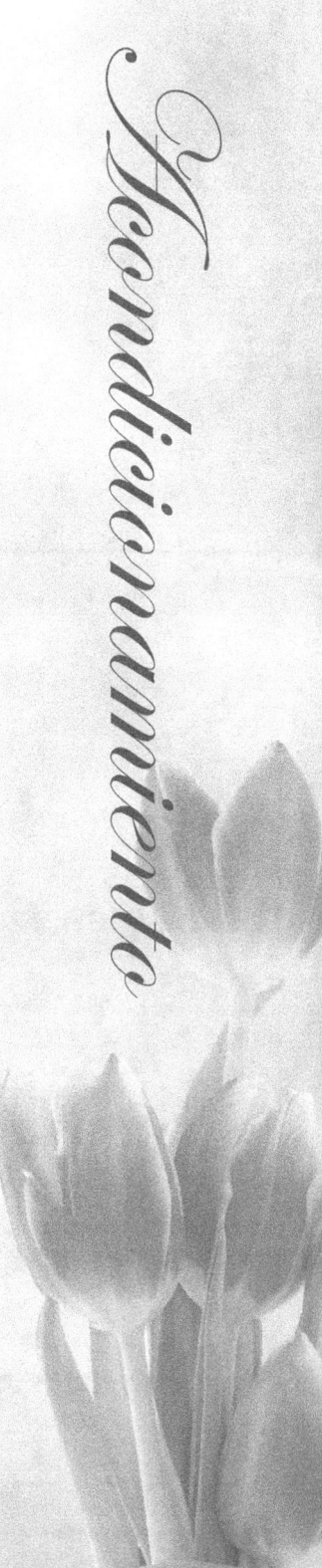

Acondicionamiento

Si no conoce como trabaja una unidad de aire acondicionado, se enterará cuando la suya deje de funcionar. Para mi sorpresa, aprendí que una unidad de aire acondicionado no es mucho más que un pedazo de metal cuya función es proveernos con la comodidad de mover el aire caliente hacia afuera.

Ocasionalmente, las bobinas de nuestra unidad se congelaban. Lo primero que hicimos cuando dejó de funcionar fue apagarla. Mientras, intentamos refrescar el ambiente con abanicos en las ventanas.

En el más reciente incidente, para el tercer día decidimos que era tiempo de llamar un técnico. El técnico revisó la unidad y nos aconsejó reemplazar la unidad por completo.

Observar de qué está hecha su casa cuando la están desmantelando es asombroso. Luego que la vieja unidad fue removida, el técnico descubrió que la base sobre la cual estaba no era segura. Este proyecto se complicó más de lo anticipado. Dentro de la casa, con la electricidad desconectada, el técnico trabajaba lo más rápido posible porque "los ánimos se estaban alborotando." Luego del proceso de instalación, casi listos para abrir la botella

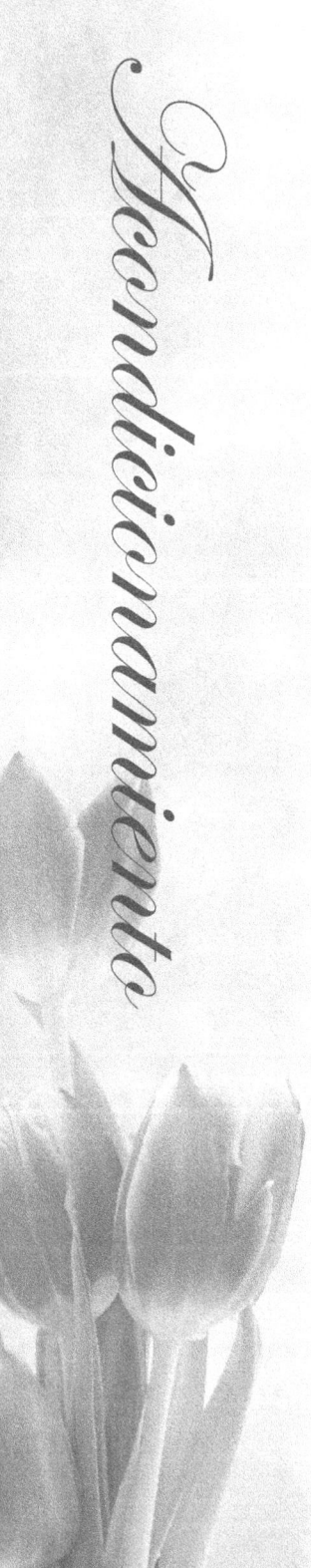

de champaña, el técnico nos lanza una curva. Nos dice que luego de instalar una unidad nueva, es un recomendable paso, como punto final al proceso de instalación, darle una limpieza con la aspiradora a los conductos de aire para eliminar el polvo y moho.

Yo no podía asimilar este último paso. En dónde crecí, no recuerdo vez alguna que nuestros conductos de aire hayan recibido tal mantenimiento o limpieza. Pensándolo bien, quizás porque en aquella época no teníamos aire acondicionado.

Sin embargo, durante esta experiencia Dios me reveló que nuestros cuerpos son como una unidad de aire acondicionado. Existen varias razones por las cuales dejan de funcionar eficientemente. Puede que estemos tan ocupadas cuidando de otros que se nos olvida cuidar de nosotros mismas. Mientras que nuestros cuerpos se levanten y funcionen bien cada día, se nos olvida revisar que los filtros no estén obstruidos y los conductos de aire estén limpios.

En nuestro viaje por la menopausia, no tendremos éxito si sólo limpiamos lo externo. El método de Dios es siempre de adentro hacia afuera. Dependiendo cuánto tiempo llevamos en el mismo cimiento, es posible que tengamos que romperlo y reconstruirlo.

Si no nos despojamos de nuestros viejos hábitos y costumbres, no podremos progresar hacia todo lo que Dios tiene para nosotros. No podemos continuar en lo usual. Nuestros seres han alcanzado un límite y están desgastados. Sí Dios se dispusiera a derramar de Su presencia en nosotros, sin cambio interno, no podremos resistirlo.

Así es que ánimo según comenzamos nuestra etapa de acondicionamiento. No olvide que Dios la está preparando para lo que viene.

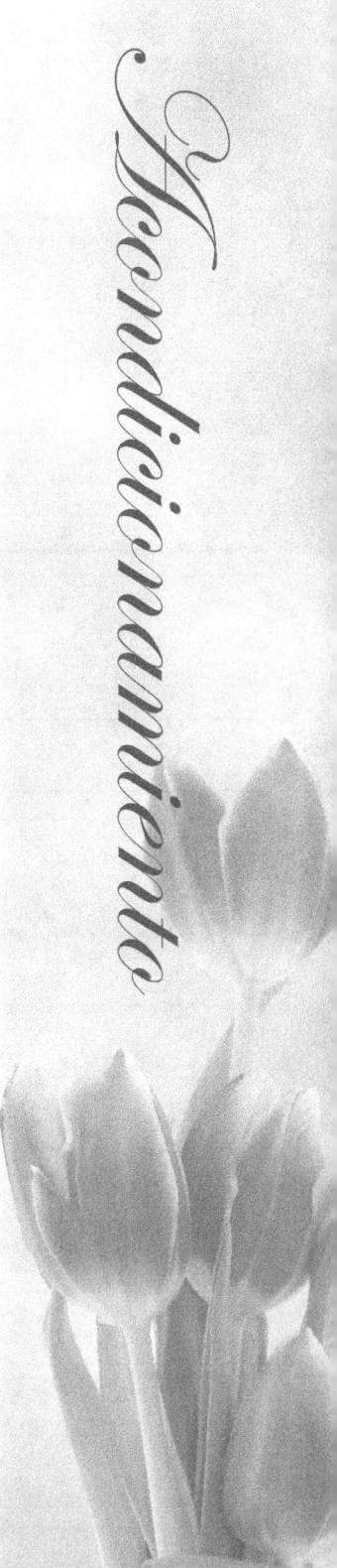

Pensamientos y Reflexiones

Pensamientos y Reflexiones

Pensamientos y Reflexiones

Capitulo 3

Medio Tiempo

"La gloria postrera de esta casa será mayor que la primera, ha dicho Jehová de los ejércitos; y daré paz en este lugar, dice Jehová de los ejércitos."

Hageo 2:9

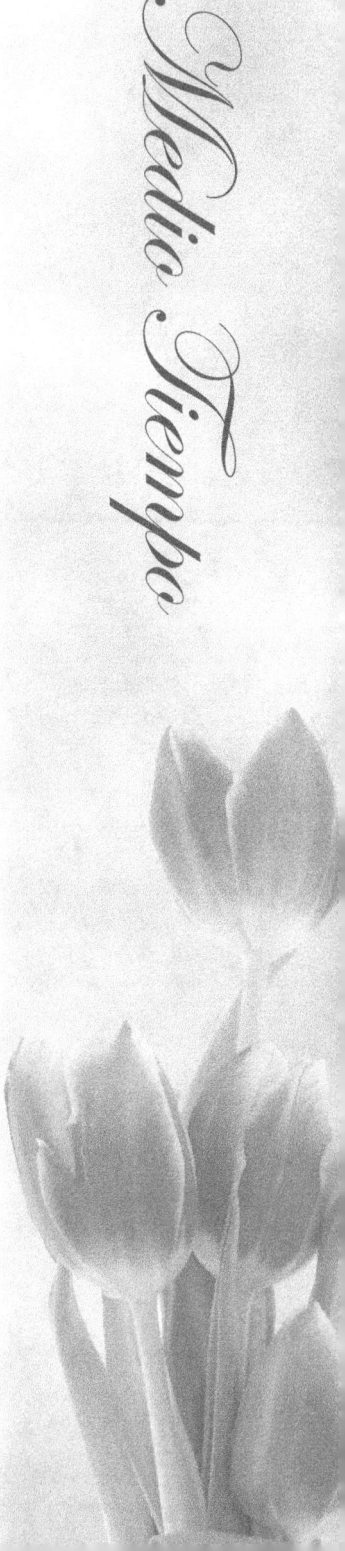

La mayoría de nosotras invertimos gran parte de nuestras vidas, tiempo y energía en nuestros esposos, niños, familia, amigos, trabajo, iglesia y otras actividades cotidianas. No me malinterprete, tales inversiones son importantes. Pero la mujer tiende a olvidarse de sí misma mientras que las demandas, expectativas y responsabilidades hacia otros monopolizan su tiempo.

La menopausia es un tiempo en nuestras vidas en que podemos analizar nuestras experiencias y celebrar hasta donde hemos llegado, quienes somos y hacia dónde vamos. La temporada de la menopausia es una oportunidad para echarle un buen vistazo a nuestro progreso en la jornada de la vida y planificar la segunda mitad.

No soy gran fanática del fútbol, pero como muchos, me entretengo comiendo aperitivos y mirando los comerciales hasta el espectáculo del medio tiempo. Un juego de fútbol es paralelo a nuestras vidas. Al principio salimos de los vestuarios llenas de energía y emoción. Al medio tiempo, si somos el equipo que está perdiendo, concluimos que no podemos ganar usando la estrategia que hasta ahora hemos empleado.

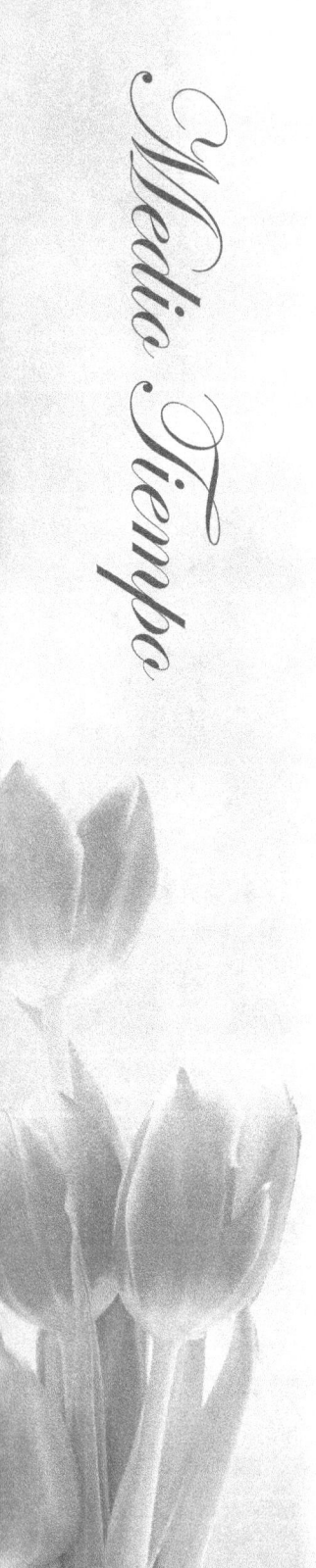

Medio Tiempo

El día 28 de diciembre del 1996, dos hermanas y yo recibimos la siguiente profecía: "en esta profecía, ustedes no escucharán las palabras pronto o casi, sino escucharán las palabras esté mismo día."

"En el 1987, el equipo de los Giants de New York eran los favoritos y se enfrentaban a los Denver Broncos en el Súper Bowl. Cuando la primera mitad concluyó, entraron a los vestuarios tristes, abatidos y desanimados porque estaban perdiendo 10 a 9. Y así es como hasta ahora ha sido para ustedes tres esta jornada cristiana. Han ganado algunas batallas y han perdido otras. Han ganado algunas peleas pero han perdido otras. Han ganado algunas luchas y han perdido otras mientras que el enemigo ha mantenido una pequeña ventaja sobre sus cabezas."

"Pero se acabó el medio tiempo y el equipo de New York salió a enfrentar la segunda mitad, había fuego en sus ojos y llamas ardiendo en sus corazones. Y sólo tomó la segunda mitad para que ellos dominaran, destruyeran y derrotaran a su enemigo. Convirtieron una pequeña derrota en una celebración victoriosa. Así cómo fue con ellos, será con ustedes."

"El Soberano Dios me dice que les diga a ustedes tres en este día, 'la primera mitad concluyó. El medio tiempo concluyó. ¡La segunda mitad es ahora, ya ha de comenzar!'"

Estoy convencida que debemos permitirle a Dios darnos Su estrategia para esta segunda parte de nuestras vidas. Con Su dirección ganamos el campeonato. ¿Estás viendo hacia adelante el día que puedas obtener la victoria que Jesús promete? ¿Se da cuenta que ya es suya? Tómele la palabra a Dios, y no permita que la puntuación del oponente le desanimé. ¡Sí Dios lo dijo, entonces así es!

Usted está en el juego de la vida, y hay dos equipos. Es usted y la menopausia, la cual es desafiante sin esfuerzo ninguno de la imaginación. En ocasiones usted ira dando patadas o repartiendo una actitud o acción impropia a su personalidad. La menopausia es capaz de ponerle en una de las siguientes situaciones: un pase incompleto, derribado o salirse de los límites del área de juego. Cualquiera de esas movidas le puede poner en el lado ganador o perdedor. La pregunta es, ¿de cuál lado quiere ser usted?

Comenzando ahora mismo, es mi oración que el Espíritu Santo derrame sobre

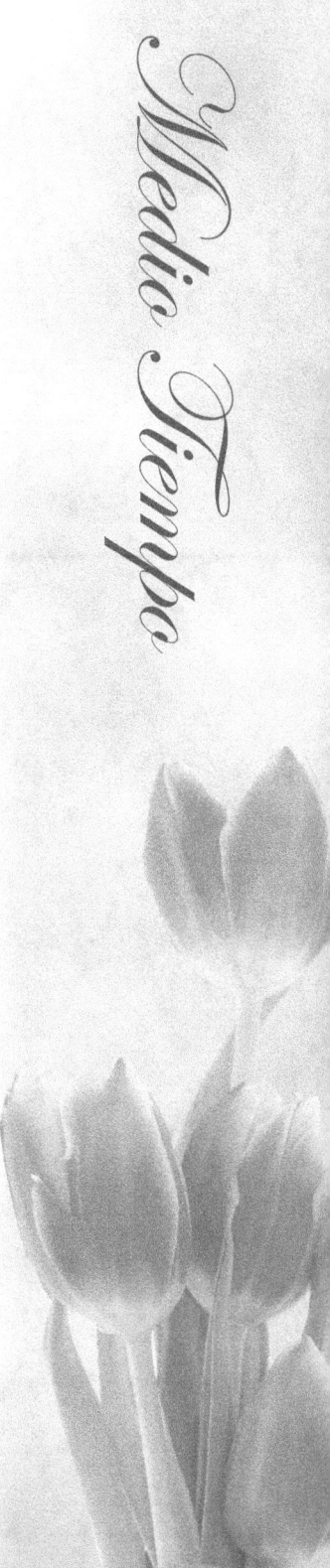

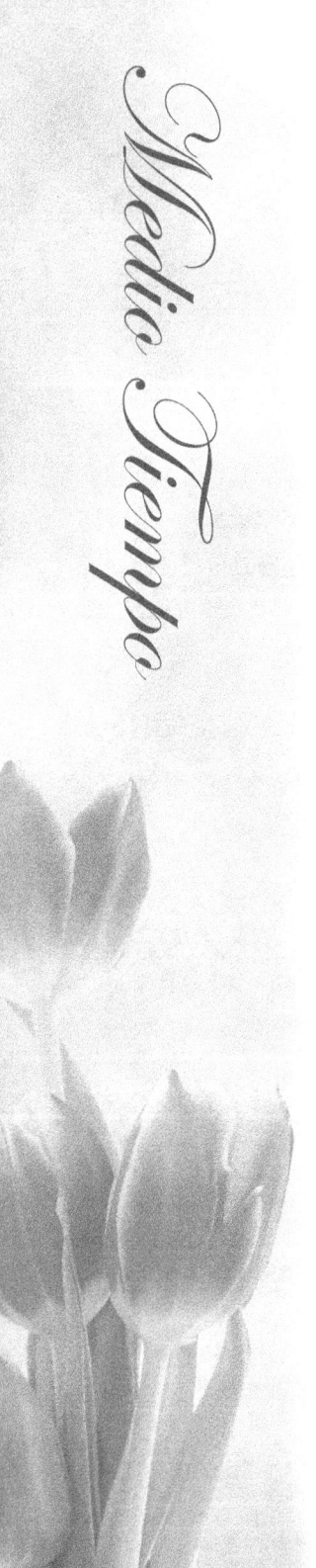

Medio Tiempo

nosotras lo que necesitamos para dominar, destruir y derrotar todo aquello que nos impida usar nuestra estrategia de victoria para la temporada de la menopausia.

Pensamientos y Reflexiones

Pensamientos y Reflexiones

CAPITULO 4

Pausando Con Dios

Ninguno puede servir a dos señores; porque o aborrecerá al uno y amará al otro, o estimará al uno y menospreciará al otro. No podéis servir a Dios y a las riquezas.

Mateo 6:24

La menopausia es un evento normal y natural, definido por el último ciclo menstrual y confirmado cuando una mujer no ha menstruado por 12 meses consecutivos (a falta de otras causas obvias).[1] La menopausia es evidente por la disminución en la función de los ovarios a causa de la edad, y como resultado disminución de la producción de hormonas como el estrógeno y otras. Esta marca el fin permanente de la fertilidad.

Quizás la mayoría de nosotras hemos recibido las advertencias acerca de las diferentes y desagradables etapas que enfrentaremos en la vida: pubertad, adolescencia, parto, y por último, aunque no menos importante, la menopausia. Es posible que en cada etapa encontremos cosas que tenemos en común. Cada temporada es capaz de instruirnos y concedernos un surtido de habilidades alterantes, preparándonos para la próxima etapa.

Dios desea que descubramos y sigamos Su estrategia según pausamos en esta última temporada de nuestras vidas. Hemos de confiar y obedecerle, no importa cómo se vea la situación, ni como nos sintamos. No hay que olvidar que estamos en la palma de Sus manos y que hay un propósito para esta

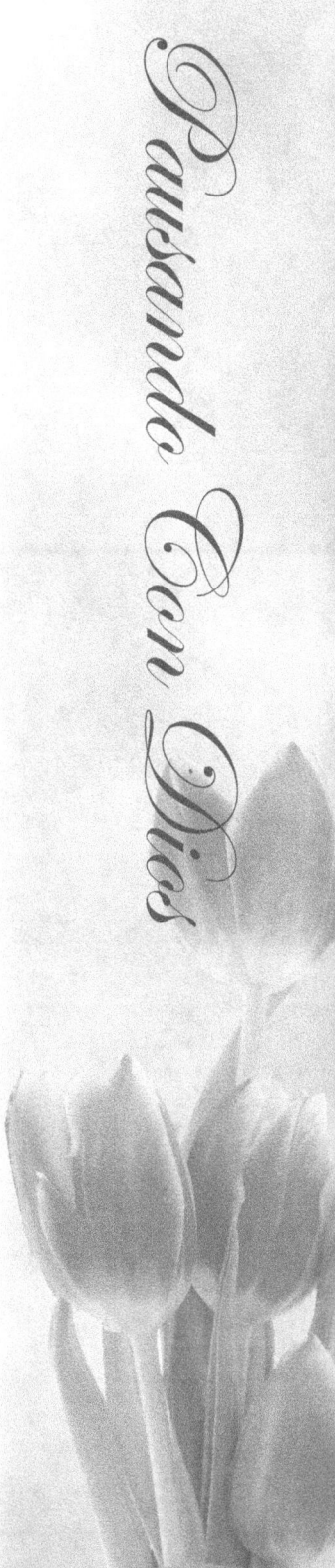

Pausando Con Dios

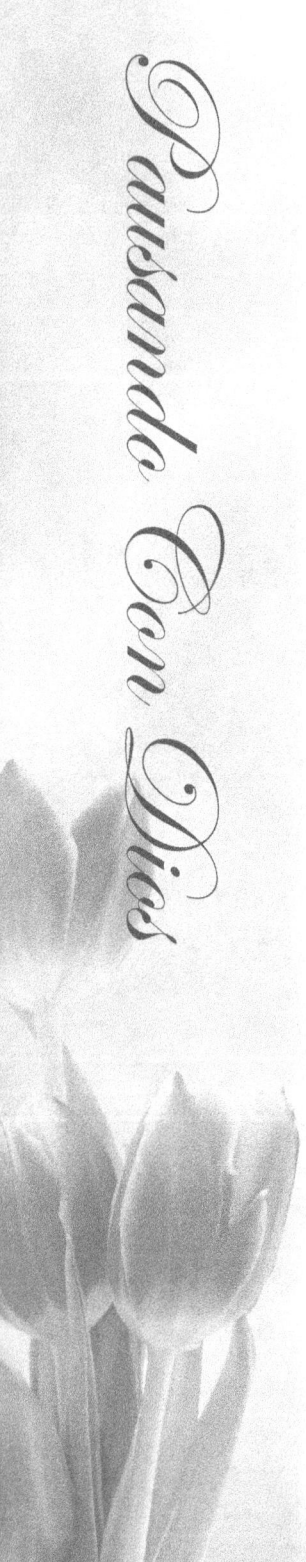

Pausando Con Dios

temporada.

Aun cuando perdemos el balance y damos pasos equivocados, nuestro Padre celestial está presente, listo, apto y dispuesto para recogernos, sacudirnos el polvo y poner nuestros pies nuevamente en tierra solida.

Hablando de tierra solida, este es un terreno el cual todavía aun yo no había pisado. Debido a varios problemas de salud física, mi medico recomendó histerectomía parcial.

Me informaron de las ventajas y desventajas de este procedimiento y de los posibles riesgos, efectos secundarios y complicaciones que tendría meses, y posiblemente años luego de la cirugía. Aun así, y debido a ciertos eventos en mi vida, yo no lograba conectar los síntomas que estaba experimentando luego de la cirugía al comienzo prematuro de la menopausia. Lo achacaba a las circunstancias a mí alrededor, y no a lo que estaba ocurriendo en mi cuerpo.

Poco tiempo después, observé una amiga cercana cuando esta comenzaba su jornada por la menopausia. Ella era una de las mujeres más alentadoras y de cálido espíritu que jamás había conocido. Siempre tenía una sonrisa y una palabra amable para todos. Para mí, ella era la mujer de Proverbios 31 personificada, la cual estudiaremos en más detalle en el capítulo ocho.

Yo estaba convencida que si alguien podía atravesar esta etapa de cambio y llegar al otro lado triunfante, sería ella. Pero al comenzar su jornada, su mente y cuerpo fueron bombardeados por el cambio. Le afectó emocional, física y mentalmente en formas que jamás imagino.

Durante los próximos años en nuestra amistad, busqué en vano la mujer que alguna vez conocí. Sus reacciones inusuales a diferentes situaciones en su vida me motivaron a tomar una decisión consciente. Yo necesitaba prepararme para cuando me tocara el turno a mí. No aceptaría nada menos que una victoria.

Comencé a orar, con la expectativa que Dios haría acto de presencia y me ayudaría en cada paso. Tracé un plan, el cual era, y todavía es, que le glorificaría a Él en esta área de mi vida.

Un día, sorpresivamente, tocaron a mi puerta. Llegaron el Sr. y la Sra. Mal Humores y sus gemelos, Dolores y Achaques. Llegaron con sus maletas llenas de fatiga, falta de energía, aumento de

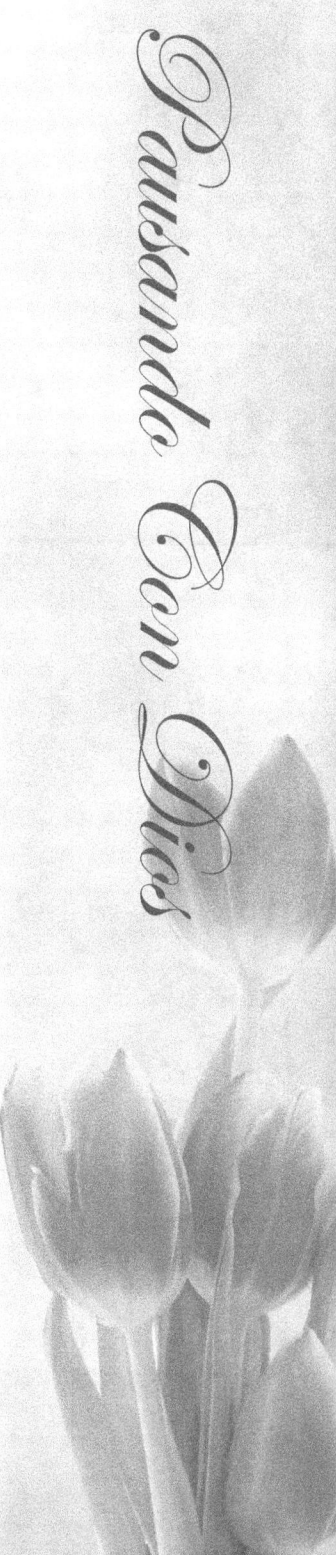

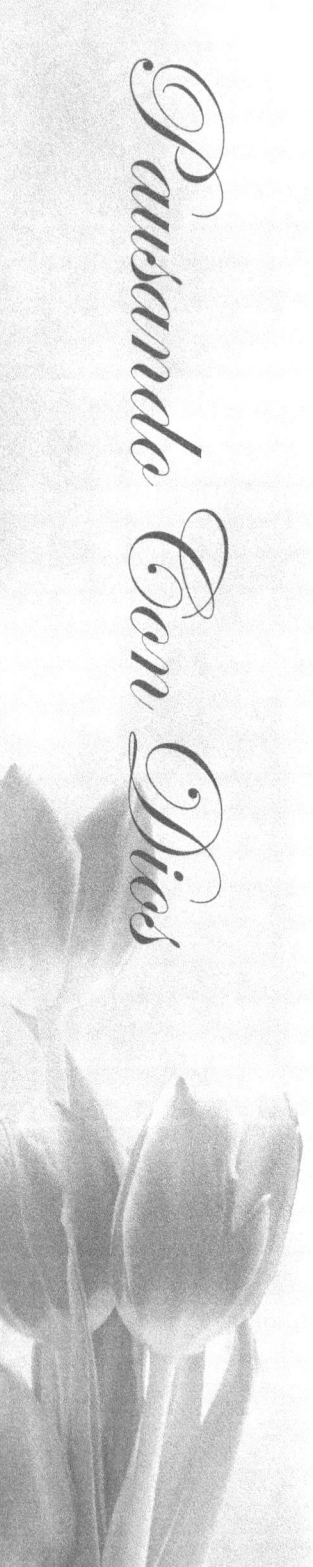

peso, depresión, dolores de cabeza, dolores musculares, uñas quebradas, síntomas de síndrome premenstrual, cambios de temperatura corporal, colesterol elevado, alergias y leve pérdida de memoria. Luego descubrí que estos eran todos síntomas de la menopausia.

Durante este tiempo, sabía que tenía que clamar a Dios por Su amor, misericordia y gracia. Me levantaba temprano con gran esfuerzo para dedicar tiempo a Él. Al principio era una lucha, pero luego lo consideré un gran privilegio y un tiempo muy especial de intimidad con el Señor.

A diario, Dios me ministraba y alentaba con Su palabra. Un verso que todavía resuena en mi espíritu hoy día es,

"'Porque yo sé los pensamientos que tengo acerca de vosotros,' dice Jehová, 'pensamientos de paz, y no de mal, para daros el fin que esperáis. Entonces me invocaréis, y vendréis y oraréis a mí, y yo os oiré; y me buscaréis y me hallaréis, porque me buscaréis de todo vuestro corazón. Y seré hallado por vosotros, dice Jehová, y haré volver vuestra cautividad, y os reuniré de todas las naciones y de todos los lugares adonde os arrojé, dice Jehová; y os haré

volver al lugar de donde os hice llevar.'"
Jeremías 29:11-14

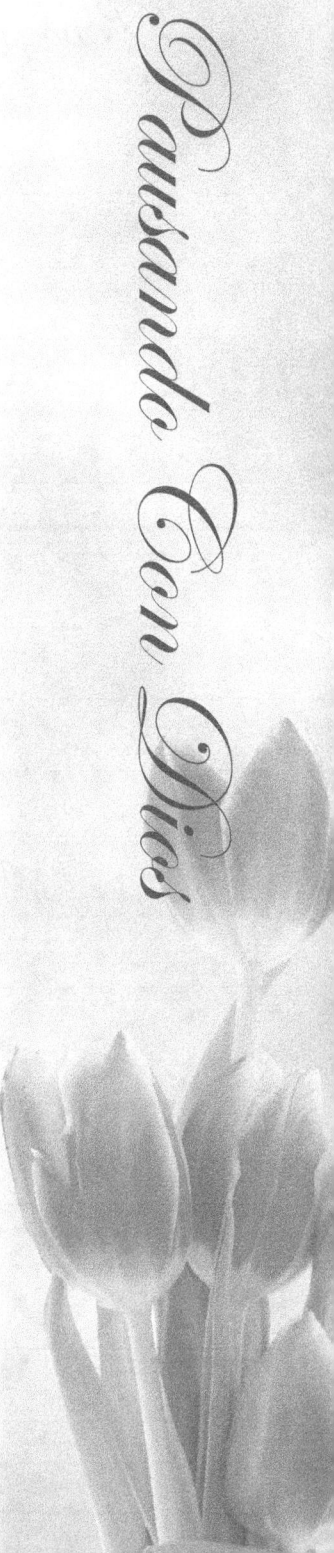

Me gusta como la versión en lenguaje actual lo expresa. Dios hará acto de presencia y cuidara de nosotros tal como lo prometió. El sabe lo que hace. Lo tiene todo planificado-planes de cuidar de nosotros, y no abandonarnos, planes para darnos un futuro de esperanza. Cuando clamemos a Él, cuando nos alleguemos a Él en oración, Él nos escuchará. Cuando le busquemos, le encontraremos. Si, cuando le busquemos seriamente con la meta de encontrarle y lo deseemos más que ninguna otra cosa, El nos asegura que no seremos decepcionados. Podemos contar con esto.

Un fin esperado. No se para usted, pero esto es confirmación de Dios. Desde Génesis hasta Apocalipsis, Dios ha compartido con nosotros lo sucedido, lo que está sucediendo y lo que sucederá. En nuestra relación con Dios es donde aprenderemos a descansar en Sus promesas, en Su provisión y en Su paz.

[1]La Sociedad Norteamericana de la Menopausia (citada con permiso.) "Menopause Glossary." "Menopause." "Menopause Information." "About Menopause." Updated 9/21/2010. http://www.menopause.org

Pensamientos y Reflexiones

Capitulo 5

Cambios

Porque Yo Jehová no cambio...

Malaquías 3:6

Los cambios en nuestro cuerpo tienen la tendencia de desencadenar nuestros sentimientos, acciones y reacciones. Uno de mis dichos favoritos es, "Lo que tiene nuestra ATENCIÓN determina nuestra ACTITUD, lo cual usualmente suma a nuestras ACCIONES."

En mi adolescencia, recuerdo las advertencias al lidiar con una chica durante su ciclo menstrual. Con ella hay que tener sumo cuidado. Esto es decir poco, pero se sobreentiende. Ahora en mi edad adulta, escucho lo mismo acerca de la menopausia. Esta excusa la usamos con frecuencia cuando las emociones se nos escapan de las manos. Causamos estragos con acciones que no son típicas de nosotros y con palabras que no pronunciamos usualmente.

Debemos tener cuidado de no crear un hábito de excusas para nuestro comportamiento por la forma que nos sentimos. Hagamos el esfuerzo de mantenernos responsable por nuestros actos.

Yo sabía que algo raro estaba sucediendo con mi cuerpo, pero no alcanzaba a poner mi dedo en la llaga. Todo el que me conoce sabe que a mí me encanta hablar.

Un día, estaba en conversación con algunos miembros de mi familia,

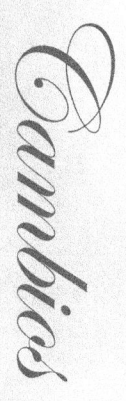

y comenzaron a irritarme de manera inexplicable. Observaba sus rostros animados y sus bocas se movían a 100 millas por minuto. Yo no lograba encontrar el sentido de nada de lo que me decían. Solo escuchaba el "bla, bla, bla!" Mientras, dentro de mí sentía una acumulación de presión que estaba a punto de estallar.

Yo sé lo que está pensando. Todos hemos tenido esa experiencia de vez en cuando. Pero esto no era algo normal para mí, y no me agrado para nada.

Acompañando el sentido del "bla, bla, bla," estaba los frecuentes mareos. Esto no lo había compartido con nadie hasta que un día pase al altar por oración. Cuando comenzaron a orar por mí, sentí una liberación instantánea la cual recibí posiblemente por la combinación de dejarla en las manos de Dios y confesar el problema con una compañera de oración. Le aconsejo que busque y encuentre una compañera de oración.

En mayo del 2006, decidí consultar un médico. Interesantemente, los síntomas desaparecieron tan pronto hice la cita. Me reí y considere cancelar la cita, pero sabía que debía enterarme lo que estaba sucediendo en mí.

Durante mi examen médico, nerviosamente describí los síntomas a la doctora. Ella sonreía mientras me escuchaba pacientemente e intermitentemente asentía con la cabeza. Cuando concluí, ella reviso mi expediente y comento que sospechaba lo que sucedía. Insistió en llevar a cabo algunas pruebas para confirmar sus sospechas.

Semanas más tarde, regrese para un seguimiento y con la esperanza de recibir respuestas a mis preguntas. La espera en la sala de examen parecía una eternidad, pero solo fueron cinco minutos.

Mi doctora entró con una gran sonrisa en su cara. Me dijo con gran frescura, "¿Adivine qué? Esta justo en medio de la menopausia." Procedió a explicarme que todo lo que me estaba pasando es normal y me aseguró que solo sería por una temporada.

La doctora me informó sobre diferentes medicamentos y cambios que me ayudarían durante esta transición. Me recomendó que al llegar a casa informara a mi familia de mi situación. Esta era *mi* temporada, y debía tomar tiempo para cuidar de **mi**.

Al llegar a casa, hice una lista con tres columnas: lo importante, lo urgente y lo necesario. Hice cambios de estilo de

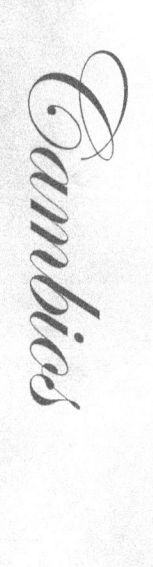

vida. Me propuse comer saludable, hacer ejercicios y dormir 8 horas cada noche.

Sentí una nueva determinación en mi espíritu. Sentí que Dios me concedía una segunda oportunidad y que El sabía cuál sería el resultado. Dios me recordó a través de Su palabra que la vida tienes altas y bajas, pruebas y tribulaciones, temporadas de enfermedad y de salud (estaciones de pubertad, adolescencia, menstruación y menopausia), pero que durante todas ellas, El me daría todo lo que necesitara.

En Él y con Él, podemos aprender que la menopausia no es más que una PAUSA, en preparación para el próximo capítulo de nuestras vidas. Es el intercambio del manejo de la vida de otros, hacia el balance de la nuestra personal. Señor, ayúdanos emocionalmente, físicamente y en especial, espiritualmente.

Pensamientos y Reflexiones

Pensamientos y Reflexiones

Capitulo 6

Tráfico

"Orad sin cesar."

1 Tesalonicenses 5:17

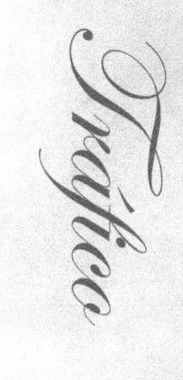

Tráfico

Si alguna vez le interesara ser comediante y necesitara material, le sugiero observe el comportamiento de la gente en sus automóviles, estancados en tráfico. Algunos conductores se empujan unos en frente de otros. Algunos se gritan o usan gestos con sus manos y rostros. La congestión automovilística tiene la habilidad de crear motoristas estresados y frustrados.

Yo me pregunto, ¿que están logrando? Absolutamente nada. Si somos honestas con nosotras mismas, es un malgasto de emociones y energía, y evita que veamos las bendiciones de Dios a nuestro alrededor.

El tráfico tiene su lado positivo. Nos obliga a reducir la velocidad. No necesariamente tiene que ser una pérdida de tiempo. Podemos utilizar ese tiempo para meditar, orar y adorar a Dios. Cuando comencemos a mirar desde la perspectiva de Dios, crearemos mejor conciencia de eventos que usualmente nos causan molestia.

Note que la menopausia ha sido reservada para la última parte de nuestras vidas. A pesar de que los síntomas y efectos de la menopausia tienden a causar un estanque de tráfico en nuestras mentes

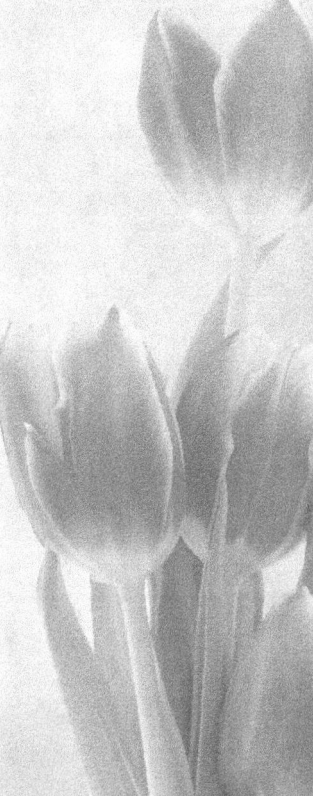

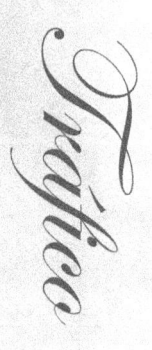

y cuerpos, podemos encontrarle un lado positivo. La menopausia es un evento que nos afina. Nos detiene y nos obliga a consultar nuestro GPS para mirar bien en qué dirección procederemos.

La menopausia no fue diseñada para destruirnos sino para perfeccionarnos. Nos puede ayudar a cambiar nuestro enfoque según le permitimos a Dios mostrarnos lo que hay más allá del atasco de tráfico.

Pensamientos y Reflexiones

Pensamientos y Reflexiones

Capitulo 7

Patrón

"Todo lo puedo en Cristo que me fortalece."

Filipenses 4:13

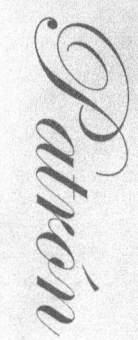

Cuando conocí a mi esposo, era él quien traía dote. Estaba tan emocionada que el empaque incluía un mueble que yo había deseado tener toda la vida-un sofá de tres piezas seccional. La primera vez que lo vi, quedé muda. Pensé, Dios mío! No he visto semejante diseño y colores desde los 1970-anaranjado, marrón y café con cortes triangulares.

Cuando nuestros hogares se convirtieron en uno, el mueble encontró su nuevo hogar en nuestra sala. A menudo lo miraba de lejos, tratando de imaginar su potencial. Mientras, y para calmar mi frustración, solía cubrirlo con sábanas azules.

Consulté un profesional para obtener un estimado de cuánto costaría tapizar el mueble. Contemplé el costo por una o dos semanas. Entonces recordé que cuando era yo adolescente, mi abuela tenía una pieza similar en su sala. Me parecía que ella la tapizó por su cuenta.

Llamé a mi abuela y luego de ponernos al día en conversación, me conto como ella creo su obra de arte. Le conté acerca de mi "bendición disfrazada" y solicite su opinión. Ella me aconsejó que

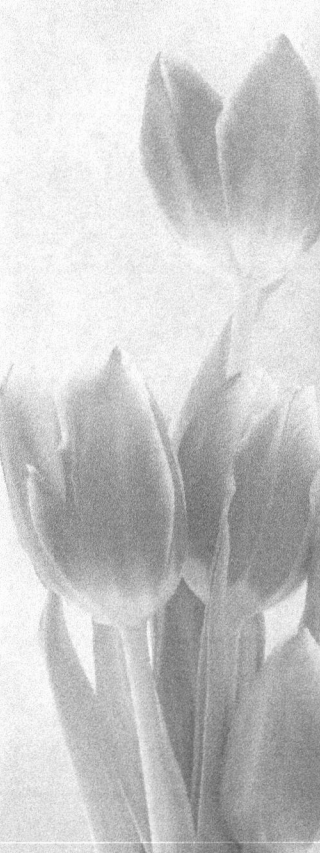

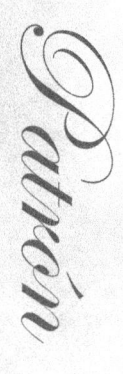

la arreglara yo misma. Ella compartió su sabiduría e impartió en mí su confianza de que yo podía y debería lanzarme en este proyecto.

Yo había tomado Costura 101 en la escuela superior, pero nada comparado a la magnitud de lo que ella me estaba sugiriendo. Comencé a orar y buscar a Dios. Durante mi tiempo de oración, Filipenses 4:13 resonaba en mi oído, *"Todo lo puedo en Cristo que me fortalece."*

Luego de varias conversaciones telefónicas con mi abuela, anoté tres pasos que ella recomendó:

1. Quitar el material original de cada pieza.
2. Extender cada pedazo. Estos pedazos serian el patrón para el material nuevo.
3. Sujetar cada pieza vieja con alfileres al material nuevo y nombrar cada pieza. Cortar cada pieza y comenzar a coser.

Pensé que tenía que haber más que esto. Estos tres pasos me parecían demasiado simples para un trabajo tan complicado. Pero cada vez que me atacaban las dudas, permitía que Dios y las palabras

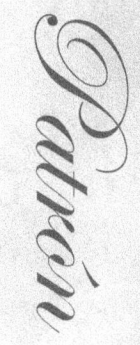

de mi abuela repicaran en mis profundos pensamientos. Cada día comenzaba con oración, pidiéndole a Dios sabiduría, conocimiento y entendimiento.

Comprendía que solo conociendo lo básico no sería suficiente para completar el proyecto. Fui a la biblioteca y tomé prestados libros en la materia. Visité varias tiendas, colectando muestras de telas y precios. El deseo de mi corazón era glorificar a Dios a través de este proyecto y bendecir a mi familia.

En una ocasión, mientras miraba muestras de telas en una tienda, sentí como el Señor me duchaba de bendiciones. Observe que tenían un especial de 50% de descuento. Mejor aún, este especial incluía una tela que contenía un color que combinaría perfectamente con la alfombra de nuestra sala.

A diario, con mi lápiz y papel, me detenía y buscaba la dirección del Señor, especialmente en momentos que no sabía cómo proceder. Según recibía Su dirección, lo anotaba. *Precaución, cuidado donde deje sus notas.*

Un día, al regresar de la escuela, los chicos llegaron a casa y vieron mis notas. Me preguntaron a quien le escribía y porque

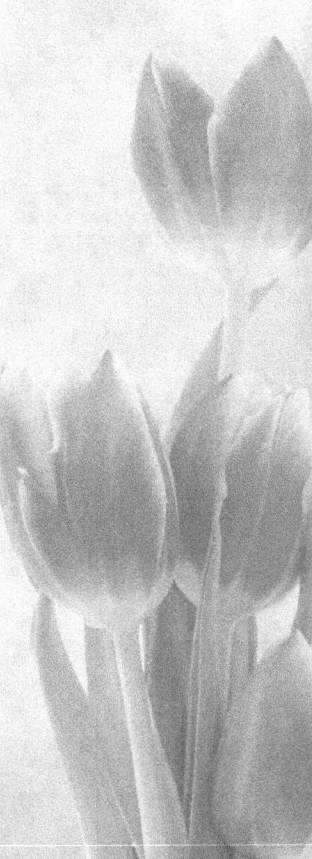

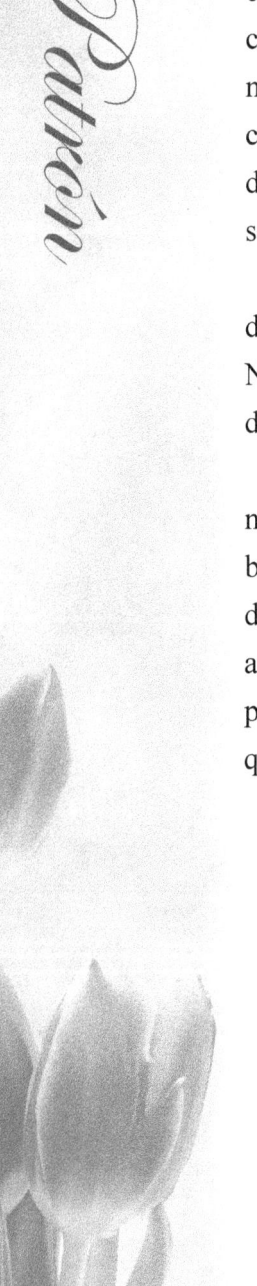

las respuestas estaban en mi propia letra. Les conté lo que estaba haciendo y me miraron como si se me hubiera aflojado un tornillo mental. No fue hasta un mes más tarde, cuando vieron el proyecto terminado que se dieron cuenta como Dios usa lo simple para sorprender a los sabios.

Por años, familia y amigos que venían de visita comentaban acerca del mueble. Nosotros usábamos la oportunidad para darle gloria a Dios.

Ese mueble fue de gran bendición en nuestra casa, y eventualmente pasó a ser de bendición a otro hogar. Hoy día no sabemos donde reside, pero si algún día ve un mueble azul de tres piezas y le puede halar la tela por el medio en la parte de atrás, es posible que vea los autógrafos de mis hijos.

Pensamientos y Reflexiones

Pensamientos y Reflexiones

Capítulo 8

Proverbios

"Mi pueblo fue destruido,
porque le faltó conocimiento."

Óseas 4:6

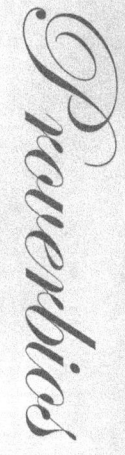

Durante la crianza de nuestros hijos, mi esposo y yo tratamos de usar toda oportunidad para señalar la obra de Dios. Cuando teníamos estudios bíblicos, frecuentemente visitábamos el libro de los Proverbios. No importaba cuantas veces abríamos este libro, mi apreciación por el aumentaba con cada visita.

Dios nos ha dado instrucciones de cómo conducirnos en toda circunstancia y situación en nuestras vidas, para que podamos *"entender sabiduría y doctrina, para conocer razones prudentes, para recibir el consejo de prudencia, justicia, juicio y equidad; para dar sagacidad a los simples, y a los jóvenes inteligencia y cordura. Oirá el sabio, y aumentará el saber, y el entendido adquirirá consejo, para entender proverbio y declaración, palabras de sabios y sus dichos profundos."* Proverbios 2:1-6

Toda la Palabra de Dios, cuando aplicada, nos puede preparar y preservar. Pero el primer paso es en realidad leer Su Palabra y el segundo paso entonces sería aplicarla. Salomón comienza el libro de los Proverbios declarando específicamente de que se trata: **CONOCER, PERCIBIR,**

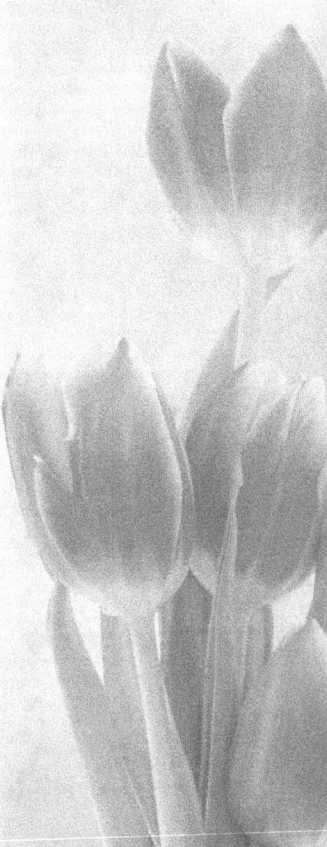

RECIBIR, DAR y ENTENDER, si estamos dispuestos.

En nuestra experiencia de educación primaria aprendimos sobre el numerador y el denominador. El numerador es el número arriba de la línea de la fracción y este es el número a ser dividido por el denominador. El denominador es el número abajo de la línea de la fracción y este es el número que divide el nominador, o sea el de arriba.

Supongamos que nosotros somos el nominador y Proverbios es el denominador. El denominador tiene tres divisores: **SABIDURÍA, CONOCIMIENTO y ENTENDIMIENTO**. Si nosotras, el numerador, aplicamos los tres divisores a nuestras vidas, entonces seremos aquellos de quien se habla en Proverbios 1:33, *"Mas el que me oyere, habitará confiadamente y vivirá tranquilo, sin temor del mal."*

Imagínese que ha despertado y que, idealmente, comenzó su mañana con un tiempo de devoción. Luego le echa un vistazo a su lista de tareas. Se da cuenta que ya su día está repleto de quehaceres y se pregunta por donde comenzar.

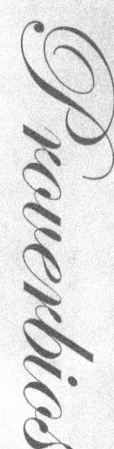

Al comienzo de la tarde se acuerda que había invitado algunas amistades a almorzar pero se le olvidó ir al mercado. Comienza a buscar y rebuscar en su alacena algo para preparar.

Tocan a la puerta. Sus invitados llegan y se dan cuenta de su dilema. Ellos comprenden y hacen uso de su sabiduría- abriendo puertas y verificando el contenido en el refrigerador y la alacena. Se disponen entonces a crear recuerdos preciosos y una exquisita comida. Suspira, maravillada por la comprensión y se pregunta por qué gasto tanta energía preocupándose por nada.

Damas, en nuestra jornada a través de la menopausia, tendremos momentos en los cuales no nos hallamos aptas o aún sentir que vamos a perder la cordura. Pero debemos permitir que la Palabra de Dios nos aliente, para así poder alentar a otras. No importa lo que nos pase en nuestro día a día, cuando recurrimos a los tres ingredientes de Dios, El nos dará la receta perfecta para complementar cualquier ocasión.

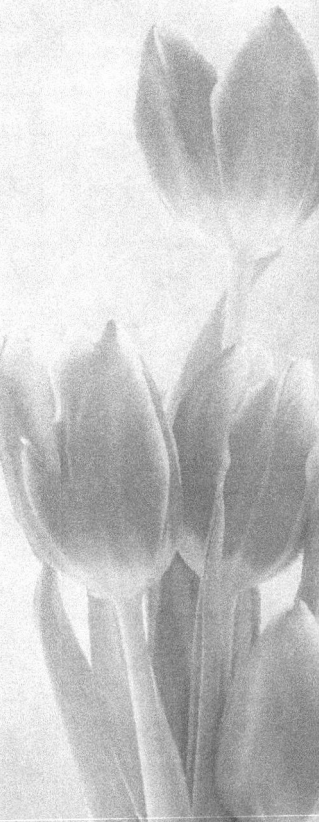

ebemos informarnos y educarnos y no depender de los cuentos de viejas que hemos

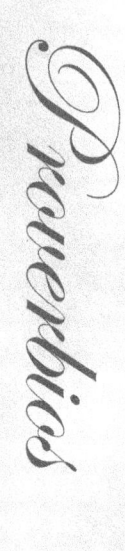

heredado de generación en generación. Necesitamos **SABIDURÍA** para conducir nuestras vidas, **ENTENDIMIENTO** de cómo funcionan nuestros cuerpos, y el **CONOCIMIENTO** que nos ayuda a aplicarlo con todo lo que esté en nuestro alcance.

No importa si es soltera, casada, divorciada o viuda, la ilustración de los Proverbios 31:10-31 es el modelo de una mujer verdaderamente buena. El propósito no es hacerla parecer perfecta, sino darnos un ejemplo a seguir. Esta porción nos provee una visión de nuestra capacidad y nuestras habilidades como mujer.

"Mujer virtuosa, ¿quién la hallará? Porque su estima sobrepasa largamente a la de las piedras preciosas." (Proverbios 31:10). El diccionario Webster define virtuosa así, "tener o demostrar virtud, moralmente excelente."

La mujer de proverbios es comparable a una piedra preciosa. Ambas poco común, preciadas y costosas. En el proceso de crearlas, ambos creadores comienzan con su imperfección. Resistencia y paciencia son necesarias durante el intenso cambio de imagen y los numerosos tratamientos.

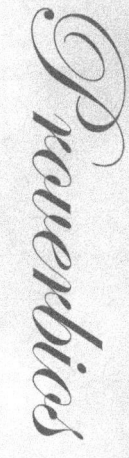

Son cortadas, pasadas por el fuego, y así pulidas en la travesía de pruebas y tribulaciones en su vida. Durante periodos de enfriamiento, notarán que su apariencia ha cambiado radicalmente. De aquí en adelante hay que manejarlas con cuidado y protegerlas. A pesar que son deseadas por su tenacidad y belleza interior, su superficie continúa expuesta a daños. Pero cuando el proceso ha concluido, son intachables y su valor nunca disminuye.

Noten que la mujer virtuosa de Proverbios es una mujer de acción. Ella nos facilita un patrón de creatividad, productividad e invención. Cada una de nosotras nacimos con personalidades, habilidades y dones únicos. Entre nosotras existen fabricantes, importadoras, administradoras, vendedoras, agricultoras, sastres, tapiceras, cocineras, ingenieras domésticas, comerciantes, supervisoras y mucho más.

En nuestra travesía por la menopausia, debemos pedirle a Dios sabiduría, conocimiento y entendimiento que nos permita mantener intacta nuestra belleza interna. Tendremos qué pausar con Él frecuentemente. Debemos tomar inventario y determinar que es importante, que es

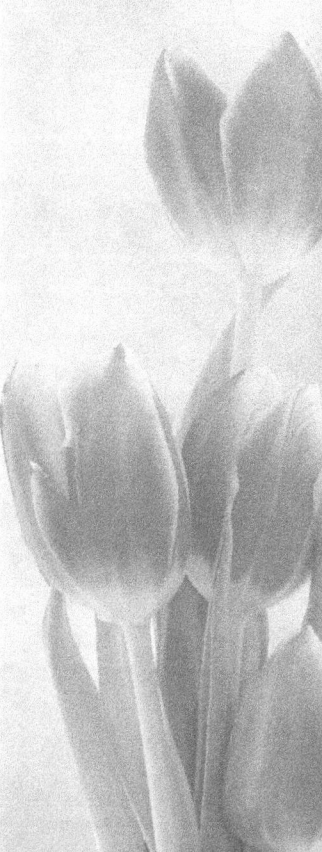

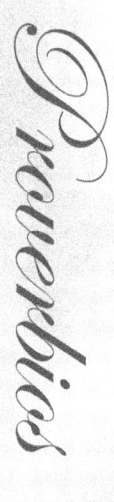

urgente y sólo hacer lo que esté a nuestro alcance. Dios nos acompaña durante nuestra jornada, y Él nos dará las fuerzas para vivir en el sano temor de Él, y no en el temor de la menopausia.

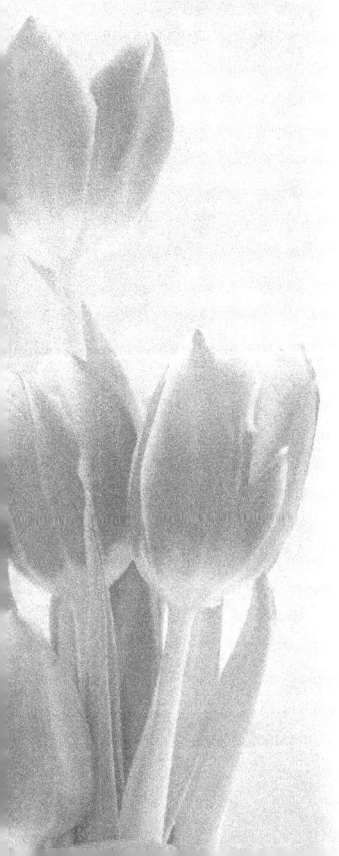

Pensamientos y Reflexiones

Pensamientos y Reflexiones

Capítulo 9

Hechos

"Y PONIÉNDOLES EN MEDIO, LES PREGUNTARON:
¿CON QUÉ POTESTAD,
O EN QUÉ NOMBRE, HABÉIS HECHO VOSOTROS
ESTO?"

Hechos 4:7

Después de buscar del Señor y pedir sabiduría, conocimiento y entendimiento, nuestro próximo paso a seguir es ponerlo todo en acción. El libro de los Hechos es una buena continuación del libro de los Proverbios. El capítulo cuatro relata la historia de Pedro y Juan cuando enfrentaron oposición.

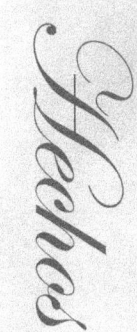

La menopausia es nuestro oponente. El desfile de síntomas y complicaciones nos puede hacer sentir que hemos sido arrestadas. Cuando determinamos ser más cuidadosas de nuestra salud, nos convertimos en una amenaza a los síntomas. Sí, habrá días que nos sentimos abatidas. Pero si cobramos fuerzas y nos apoyamos unas a otras, empujándonos hacia la presencia de Dios para obtener Su fuerza, entonces veremos que podemos ser transformadas.

Existen muchas opciones que le pueden ayudar, pero nada mejor que la oración, cambio de hábitos alimenticios, ejercicio y compañerismo. Estar consciente de estas cuatro fuentes de ayuda, durante y luego de la menopausia, es imperativo. Como cualquier otra cosa, los estados de ánimo cambiantes y otros síntomas, nos pueden propulsar a orar, hacer ejercicios y comer saludable.

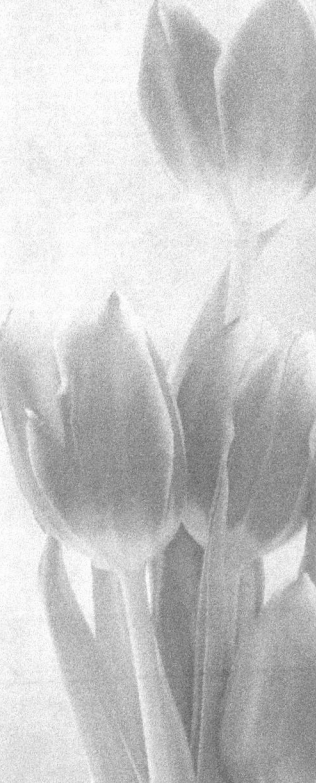

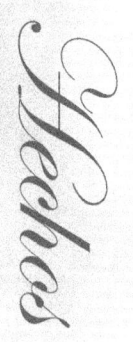

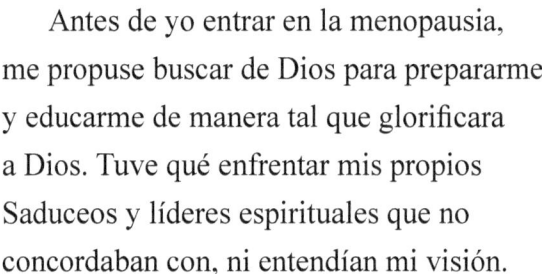

Antes de yo entrar en la menopausia, me propuse buscar de Dios para prepararme y educarme de manera tal que glorificara a Dios. Tuve qué enfrentar mis propios Saduceos y líderes espirituales que no concordaban con, ni entendían mi visión.

Pero mientras más oposición encontraba, más oraba. Leí en la Palabra de Dios y creí que *"todo lo puedo en Cristo que me fortalece," (Filipenses 4:13)* y que *"nada hay imposible para Dios." (Lucas 1:37)*.

Quiero animarla a que cuando un sofoco la despierte en la noche, tome un paso de fe y alabe a Dios. Cuando la ataque el mal humor, haga una PAUSA y permita que el amor de Dios inunde su corazón. Reúnase con hermanas en la fe y hagan una algarabía de alabanza a Dios, buscando el refrescante viento del Espíritu Santo, orando unas por otras y reclamando las promesas de Dios. Invoquemos el cielo aquí en la tierra.

Pensamientos y Reflexiones

Pensamientos y Reflexiones

Capítulo 10

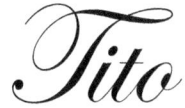

"Las ancianas así mismo sean reverentes en su porte; no calumniadoras, no esclavas del vino, maestras del bien; que enseñen a las mujeres jóvenes a amar a sus maridos y a sus hijos, a ser prudentes, castas, cuidadosas de su casa, buenas, sujetas a sus maridos, para que la palabra de Dios no sea blasfemada."

Tito 2:3-5

En el segundo capítulo de Tito, Pablo exhorta a las mujeres maduras en Cristo acerca de su cargo y responsabilidad. Él las pone a cargo de la disciplina, enseñanza, instrucción y exhortación de su generación.

Sin embargo, en mis conversaciones con damas de todas edades he notado un decaimiento en el rendimiento de esta función hoy día. La dirección de los más sabios es tan importante hoy día como lo fue en la época de Pablo.

Debemos tomar la amonestación de Pablo seriamente y exhortar a la nueva generación en toda área de sus vidas. No sólo le debemos preparar para la niñez, la adolescencia y la adulta juventud, sino también para la edad madura.

Desafortunadamente, la generación previa a la mía atravesaron las diferentes temporadas de la vida dependiendo del manual ancestral. Sus responsabilidades y deberes diarios las consumieron de manera tal que no tomaron el tiempo para discernir entre los hechos y los mitos. Se desgastaron porque simplemente aceptaron lo bueno y lo malo de todo consejo, remedio y solución que recibieron.

Es importante que nos cuidemos durante

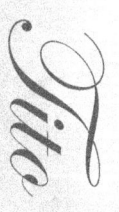

la menopausia, también conocida como "La Era de Tito." Sí, estamos en una posición desafiante, pero en esta posición podemos beneficiar a muchas.

La joven generación está observando y puede aprender tanto de nuestras victorias como de nuestras derrotas. Así es que no importa en qué grupo de edad usted se categorice, no menosprecie la responsabilidad que tiene hacia la próxima generación.

Durante la investigación que conduje para este libro, me acerque a varias mujeres y les pedí compartieran su experiencia con la menopausia. Muchas respondieron con buenos consejos y me concedieron permiso para compartirlos aquí:

"Cuando se sienta irritable, sepárese o no hable con otros. En este estado es fácil herir a otros sin provocación. Haga MUCHO ejercicio; ayuda inmensamente con la menopausia." *Pamela Cárdenas*

"TODO lo que aprenda de otras, compártalo, compártalo, compártalo! LOL. Llevo dos meses sin el ciclo menstrual, y los sofocos son horribles. Reduje mi consumo del café a una taza diaria y noté que no me daban tan a menudo. También, desde que salgo del trabajo hasta la hora de dormir, bebo mucha agua y me ayuda a reducir los sofocos durante la noche. Cuando estoy fuera, tan pronto me siento acalorada usó un abanico (o llevo conmigo algo para ese propósito). He notado que si procuro darme alivio tan pronto comienza el sofoco, no se apodera de mi cuerpo. También he notado que los sofocos me atacan cuando estoy ansiosa o estresada.

¿Y qué tal el desafío de hacer ejercicios? Por lo general no me gusta hacer ejercicios, pero cuando los hago, no experimento ni un solo acaloramiento. ¡NI UNO! Sólo 30 minutos de ejercicios ayuda muchísimo.

Gracias a Dios no me ha afectado mucho en lo emocional, como llorar a menudo o gritarle a todo el que se me acerca. Creo que me he convertido en una despreocupada, aunque ocasionalmente me quebranto.

Precisamente hablaba con otra abuela de la menopausia y le dije que no importa lo que venga- sofocos, granos, engordar, lo que

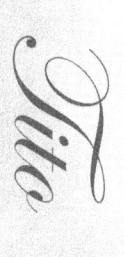

sea- todo es mucho mejor que tener el ciclo mensual. LOL

¡Ella se reía! Y me pregunto, ¿así de malos eran?

No, no tanto, le respondí. Pero eran una molestia. Ya no quiero tener molestias en mi vida.

Mi doctor (hombre, increíblemente) es partidario de no usar drogas ni cirugías; así es que sólo me escucha y me indica que aumente mis vitaminas, etc. Black Cohash me funcionó rápido, pero luego de una semana me salieron erupciones por los brazos y el cuello.

Así es que...(suspiro). Paso a la historia. Mi doctor me dice todos los años que él jamás me hubiera hecho ligadura de las trompas después de mi último parto. Dice que eso es desordenar la naturaleza del cuerpo, por lo tanto, crea problemas.

Es el cuerpo hecho por Dios, y no sabremos porque Él hizo así hasta que estemos con Él. Bueno...para entonces ya no importa." *Angela Dowdy-Reid*

"Yo me hice una ablación 3 años atrás. Elegí la ablación porque mis ciclos eran demasiado fuertes e irregulares. Ya no tengo la menstruación pero si los síntomas. Me da hinchazón, antojos de sal y chocolate, dolores, llanto y molestia en la espalda. Tengo 49 años de edad y a veces me siento que ya tengo los 50. Estoy atravesando tantos cambios, es difícil discernir de donde provienen. Estoy criando a mi nieta, lo cual es de gran bendición ya que me mantiene ocupada. Además puedo echarle la culpa de mi cansancio. Lo que sé es que cuando como bien, descanso suficiente, hago ejercicios y rindo culto a Dios, me siento mucho mejor. Esto conlleva disciplina, y yo no soy disciplinada. Así es que ora por mí para tener más disciplina en mi vida. Te amo. Dios te bendiga." *Karen Beck*

"Muchos cambios de humor y depresión. Hay veces que me alegra que viva sola, así nadie presencia mis ataques de llanto. También estoy luchando con mi peso. íEs un gran lío! Oh, se me olvidó mencionar los sofocos." *Laverne Davis*

Pensamientos y Reflexiones

Pensamientos y Reflexiones

Pensamientos y Reflexiones

Capítulo 11

Salmos

"Jehová es mi pastor; nada me faltará. En lugares de delicados pastos me hará descansar; Junto a aguas de reposo me pastoreará. Confortará mi alma; Me guiará por sendas de justicia por amor de su nombre. Aunque ande en valle de sombra de muerte, No temeré mal alguno, porque tú estarás conmigo; Tu vara y tu cayado me infundirán aliento. Aderezas mesa delante de mí en presencia de mis angustiadores; Unges mi cabeza con aceite; mi copa está rebosando. Ciertamente el bien y la misericordia me seguirán todos los días de mi vida, Y en la casa de Jehová moraré por largos días."

Salmos 23:1-6

Cuando yo estaba en la escuela intermedia y superior, la parte de atrás de los libros de texto de matemáticas contenían las preguntas y soluciones de sólo los problemas impares. Así es que en el libro teníamos todas las preguntas a nuestro alcance, pero no todas las respuestas. La Palabra de Dios (la Biblia) contiene todas las preguntas y todas las respuestas. Dios nos dice una y otra vez lo que ha hecho, esta haciendo y va a hacer.

No importan los retos que enfrentemos en la menopausia, debemos mantener nuestra mirada en Sus promesas. Podemos pegar versículos claves en el espejo del baño o en el monitor de nuestra computadora. Mejor aún, ¿nos atreveríamos a comprar tiza y escribir las respuestas de Dios en nuestras aceras?

Me encanta la historia de las dos hermanas, Marta y María, relatada en Lucas 10:38-42. Marta se preocupaba del quehacer. Los quehaceres eran su prioridad; su relación con Cristo estaba en segundo lugar. Estaba muy ocupada haciendo esto o lo otro, tratando de impresionarle.

Por otro lado, para María era un privilegio y un honor sentarse a los pies de Jesús, obteniendo lo que nunca puede ser quitado. María adoraba a Jesús por lo que había hecho en su vida. Su prioridad era pasar tiempo con Jesús, y buscar intimidad con Él. Ella no podía explicarle esta relación a Marta. Tenía qué ser experiencia propia.

En nuestra etapa de la menopausia, no es el designo de Dios que andemos deambulando sin rumbo o demasiado ocupadas para pasar tiempo con Él. Él es nuestro Pastor y no quiere perder ninguna de sus ovejas. Dios quiere guiarnos para que sigamos Su plan y podamos recibir Sus bendiciones. En Él encontramos delicados pastos, aguas de reposo, conforte para nuestras almas, sendas de justicia, paz, ningún temor del mal, aliento, una mesa exquisita, cabezas ungidas, bien y misericordia que harán nuestras copas rebosar.

A continuación encontrara una asignación, "Recordatorio Diario." Coloque su nombre en cada blanco y léalo en voz alta. Imprima en su papel decorativo favorito para que le recuerde a diario todo lo que Dios tiene para usted.

RECORDATORIO DIARIO

Jehová es el pastor de _____;
Nada le faltara a _____.
En lugares de delicados pastos, Él hará que _____ descanse;
Junto a aguas de reposo pastoreará a _____.
Confortará el alma de _____;
Guiara a _____ por sendas de justicia por amor de Su nombre.
Aunque _____ ande en valle de sombra de muerte,
_____ no temerá mal alguno, porque Tú estarás con _____;
Tú vara y Tu cayado infundirán aliento en _____.

Aderezas mesa delante de _____ en presencia de los angustiadores de _____;
Unges la cabeza de _____ con aceite;
La copa de _____ está rebosando.
Ciertamente el bien y la misericordia seguirán a _____
Todos los días de la vida de _____;
Y en la casa de Jehová morará _____ por largos días.

Salmos 23:1-6

Pensamientos y Reflexiones

Pensamientos y Reflexiones

Pensamientos y Reflexiones

Capítulo 12

Eclesiastés

"El fin de todo el discurso oído es este:
Teme a Dios, y guarda sus mandamientos;
porque esto es el todo del hombre."

Eclesiastés 12:13

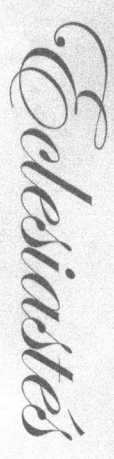

Pausando Con Dios ha abarcado cuatro secciones. La primera sección incluyó la "Menopausia," "Acondicionamiento" y "Medio Tiempo." La segunda sección incluyó "Pausando Con Dios," "Cambios" y "Tráfico." La tercera incluyó "Patrón," "Proverbios" y "Hechos." Y la última, "Tito," "Salmos" y ahora "Eclesiastés."

Cuando obtenemos la sabiduría, el conocimiento y el entendimiento de Dios (Proverbios) y los aplicamos a nuestras vidas (Hechos), entonces Dios puede usarnos (Tito, Salmos y Eclesiastés).

"Con el sudor de tu rostro comerás el pan hasta que vuelvas a la tierra, porque de ella fuiste tomado; pues polvo eres, y al polvo volverás."   Génesis 3:19

¿Qué ganamos nosotros con nuestro trabajo de día a día? El planeta permanece de generación en generación; el viento sopla en tal o cual dirección para regresar otra vez. Los ríos desembocan en el mar, sin embargo el océano nunca se llena. El agua regresa de donde vino para correr y desembocar de nuevo. Y así es con nosotros.

¿Alguna vez se ha preguntado que

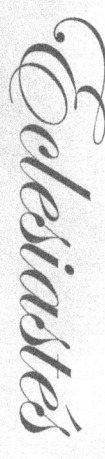

hacemos aquí? ¿Por qué Dios nos ha permitido ver otro día más? Tiene que haber al menos una razón, algo que Él quiere que aprendamos, hagamos o experimentemos.

Una mañana, hace 13 años, camino al trabajo, escuché una historia en la radio. El relato era de dos amigos, uno era cristiano, el otro no.

El cristiano iba a la iglesia semanalmente, pero nunca invito a su amigo. Un día el que no era cristiano falleció en un fuego. Este regreso de la muerte y visitó a su amigo, el cristiano.

Le dijo, "¡Pensé que eras mi amigo!"

El cristiano le responde, "Sí, lo fui."

A esto el amigo no convertido respondió tristemente, "Si lo eras, ¿por qué nunca me hablaste de Jesús? ¿Por qué no me dijiste que Él podía salvar mi vida?"

Cuando la historia concluyó, me senté en silencio en mi auto, y Dios comenzó a trabajar en mí. Dios quería usar esta oportunidad para ministrar a una de mis compañeras de trabajo. Verá, yo era aquel amigo cristiano que nunca invitaba a su amigo inconverso a la iglesia. Cuando finalmente salí de mi auto para entrar al trabajo, adivine quien llegó al estacionamiento. ¡Mi compañera de trabajo!

Aunque un poco vacilante, le conté la historia que escuché en la radio. Evidentemente, era el momento preciso de Dios. Ella recibió la historia como una señal del Señor.

A pesar que todas somos diferentes y tenemos diversas necesidades, el hecho es que nos necesitaremos unas a otras mucho más durante la menopausia. Necesitamos contarnos historias divertidas, bromas tontas, y compartir estrategias que nos han ayudado a enfrentar los retos de esta etapa de la vida.

Nos podemos fortalecer unas a otras en esta jornada. Dios no nos ha colocado en esta vereda juntas sin propósito alguno. Comparta, posiblemente hasta salve una vida.

¿A dónde hemos llegado con placer y riquezas? Y qué sí consigue promoción, más dinero, casa más grande, ajuar nuevo, auto lujoso y muebles costosos. ¿Y entonces qué?

Salomón lo tenía todo. El construyo, sembró, tenía servidumbre y muchas posesiones; pero nada de eso lo satisfizo. El no observó ganancia o propósito en ninguna de estas cosas.

Yo puedo conectarme a las palabras de Salomón. Cuando mi madre se preparaba para encontrarse con Jesús en el año 2008, me tocó la tarea de ordenar sus posesiones. La labor fue emocional, mental y físicamente dificultosa.

Recuerdo que por años antes de enfermarse, le decía a toda la familia, "no permitan que Sheri se deshaga de mis cosas."

Pero cuando llegó el momento de soltar sus efectos personales, los obsequié a todas las mujeres que apreciaban su gusto y sabían lo especial que cada objeto era para ella. Vera, mi madre tenía un gusto primoroso. No importaba lo que hacía o lo que vestía, siempre comandaba atención y detención de tráfico.

La expresión en los rostros de las recipientes de sus posesiones era muy parecida a la de mi madre cuando adquiría uno de sus objetos queridos. Esto fue un momento precioso. Miré a mí alrededor y vi que aún en su ausencia mi madre era capaz de bendecir a otros.

Estoy convencida que nuestras vidas, especialmente durante la menopausia, son para ofrecerle a Dios todo lo que somos para que entonces Él nos de todo lo que necesitamos. Según Él llena nuestros espacios vacíos, nos recordará que nuestros talentos no son para que los colguemos en el armario o para que los pongamos en un estante o en una gaveta. Él nos bendice para que seamos de bendición a otros.

Cuando era adolescente, recuerdo mi padre decir, "un chico se puede sentar en un pórtico en la noche y ganar reputación. Una chica se sienta en el mismo pórtico a la misma hora y pierde su reputación." Aunque ella no hiciera algo indebido, simplemente se pone en la posición que da la apariencia de indiscreción. Salomón, al igual que mi padre, recalcó la importancia de tomar buenas decisiones.

Nuestras decisiones diarias afectan nuestras vidas. Si queremos obtener victoria en nuestra jornada por la menopausia, tendremos que hacer cambios de estilo de vida. Si no le gusta hacer ejercicios sola, entonces únase o comience un grupo para caminar. Si su problema es el hábito de comer bocadillos tarde en la noche, escoja algo nutritivo. Si se desvela a mitad de noche, lea la Biblia.

No importa cuánto tiempo vivamos, la

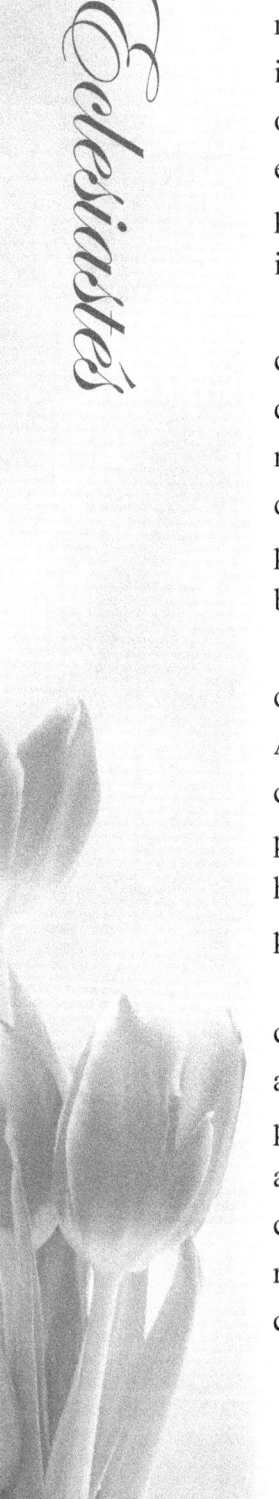

vida siempre se encarga de recordarnos que no tenemos control absoluto sobre nada. No importa lo que se quite o se añada en una operación, la temporada de la menopausia es inevitable. Debemos aprender por nuestro propio bien, y lo más pronto posible, a dejar ir todo aquello que no podemos controlar.

Cuando niña, vivíamos en una comunidad de viviendas y no teníamos que cortar la grama. Los empleados de mantenimiento hacían ese trabajo. Basta decir, cuando Dios me bendijo con un patio privado, me esmeraba por mantenerlo en buena condición.

Una mañana escuche el meteorólogo decir que en la tarde vendría una tormenta. Al final de mi día laboral, mire hacia el cielo. Me pareció que tenía suficiente tiempo para cortar la grama. Estaba algo nublado y hacia una leve brisa. Las condiciones eran perfectas para completar la tarea.

Comencé a cortar en un lado de la casa, observando que las nubes oscuras se acercaban rápidamente. Corté para arriba, para abajo, a los lados, mientras miraba con atención las nubes y esperando la lluvia en cualquier momento. A veces miraba por el rabillo del ojo, como sí Dios no pudiera darse cuenta. Entonces sentí al Señor decirme, "No confíes en lo que ves, sino ten fe."

A pesar de mi debilidad, Dios fue fiel, y pude terminar de cortar toda la grama. Tan pronto terminé el trabajo, las primeras gotas de lluvia cayeron. Mire hacia el cielo, pero esta vez con agradecimiento y no con preocupación.

Cuando estudiaba el capítulo 11 de Eclesiastés, Dios llevó mi atención al versículo cuatro: *"El que al viento observa, no sembrará; y el que mira a las nubes, no segará."* Dios me mostró que mientras yo mantenía mis ojos hacia el cielo, no lograba terminar la tarea.

Damas, durante nuestra temporada en la menopausia, Dios quiere que enfoquemos más tiempo en lo positivo y menos en lo negativo. Según el sentir general de Salomón en Eclesiastés, ¿de que vale ganar el mundo y perder el alma? ¿De qué nos vale perder el tiempo en lo negativo de la menopausia y permitir que esto nos robe los mejores años de nuestras vidas?

Quizás jamás encuentre un momento dado en el cual las condiciones son perfectas para cuidar de usted, pero no espere a que los síntomas de la menopausia desaparezcan por completo. La transición de la menopausia dura aproximadamente

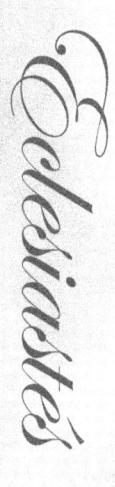

cinco años para la mayoría, para algunas aún más tiempo. Usted necesitará estrategias creativas y recordatorios para ayudarse en el proceso. Según vaya identificando los factores que provocan sus síntomas y manejando con cambios su estilo de vida, preste atención a los que ya tiene a la mano en su casa. Un pequeño abanico que pueda colocar junto a la cama para refrescarla en la noche, un aparato de masaje para aliviar el dolor de cabeza, equipo de manicura/pedicura para mimarse en los días difíciles.

Dios no nos quiere confusas y abrumadas durante este proceso. Él quiere que disfrutemos nuestra temporada, aún cuando el pronóstico del tiempo indica tormenta. A pesar de que no conocemos lo que nos espera de una hora a otra, Dios si lo conoce y Su provisión contienen todo lo que es para nuestro bien. Él nos creó para Su gloria. Sólo tenemos una vida para cumplir este propósito, saquemos el máximo provecho de ella.

Pensamientos y Reflexiones

Por último, pero no menos importante, no puedo concluir sin darle a usted, el lector, la oportunidad de invitar a Jesús a su corazón como su Salvador personal, si no lo ha hecho antes:

¿Sabía que convertirse en cristiano es tan fácil como el ABC?

"…por cuanto todos pecaron, y están destituidos de la gloria de Dios," Romanos 3:23

Primero, debemos ADMITIR que somos pecadores y que estamos dispuestos a arrepentirnos. ¿Podemos admitir que algo falta en nuestras vidas? "Más Dios muestra su amor para con nosotros, en que siendo aún pecadores, Cristo murió por nosotros." Romanos 5:8

Segundo, CREER que Jesús murió, fue sepultado y se levantó de la tumba por nosotros. ¿Creemos que Él murió por nosotros para cerrar la brecha en nuestra relación con Dios, remendando lo que fue quebrantado por el pecado? "Que si confesares con tu boca que Jesús es el Señor, y creyeres en tu corazón que Dios le levantó de los muertos, serás salvo. Porque con el corazón se cree para justicia, pero con la boca se confiesa para salvación." Romanos 10:9-10

Tercero, CLAMAR a Jesús e invitarle a nuestras vidas y aceptarle como nuestro Salvador personal. ¿Estamos dispuestos a intercambiar nuestra voluntad por la voluntad de Dios? "Y todo aquel que invocare el nombre del Señor, será salvo." Hechos 2:21

Si está dispuesto a contestar SÍ a estas tres preguntas, ¡entonces mi amigo usted es Salvo! ¡Bienvenido a la familia de Dios! Si tiene una necesidad o petición, recite el Padre Nuestro. Según su voluntad comienza a alinearse con la voluntad de Dios, ÉL HARÁ maravillas.

El Padre Nuestro

"Padre nuestro que estás en los cielos, santificado sea tu Nombre. Venga Tu reino. Hágase Tu voluntad, como en el cielo, así también en la tierra. El pan nuestro de cada día, dánoslo hoy. Y perdónanos nuestras deudas, como también nosotros perdonamos a nuestros deudores. Y no nos metas en tentación, más líbranos del mal; porque tuyo es el reino, y el poder, y la gloria, por todos los siglos. Amén."
Mateo 6:9-13 RVR1960

Mi oración es que usted todos los días responda al llamado de su Padre Celestial...como está escrito, "Cosas que ojo no vio, ni oído oyó, ni han subido en corazón de hombre, son las que Dios ha preparado para los que Le aman." 1 Corintios 2:9 RVR196)

Permaneced en Su voluntad.
Dios le bendiga,
Su hermana en Cristo

Visite http://www.rbc.org para devocionales diarios y una biblioteca repleta de información sobre la vida cristiana, incluyendo:

10 Razones Para Creer
Respuestas a Preguntas Difíciles
He Estado Pensando
Cursos Cristianos
Serie de Descubrimiento
Ayuda Para Mi Vida
Relación Personal Con Dios
Recursos Para Su Ministerio
Fortaleza Para La Jornada

Pensamientos y Reflexiones

Pensamientos y Reflexiones

Notas

Salvo indicación contraria, todas las citas de las escrituras son tomadas de la Biblia paralela de KJV/amplificado, Casa editorial de Zondervan. Todos los derechos reservados. La Living Bible copyright 1971. Usada con permiso de Tyndale House Publishers, Inc., Wheaton, Illinois 60189. Todos los derechos reservados. Tomado del mensaje de las escrituras. Copyright 1993, 1994, 1995, 1996, 2000, 2001, 2002. Usada con permiso de NavPress Publishing Group.

A menos que sea indicado, toda escritura citada proviene de RVR1960.

http://www.merriam-webster.com/dictionary/sheep
http://www.merriam-webster.com/dictionary/virtuous
http://www.menopause.org/
http://en.wikipedia.org/wiki/Ruby
http://en.wikipedia.org/wiki/1987_Super_Bowl
http://en.wikipedia.org/wiki/Prophecy
http://www.menopause.org/MF200901two_menopausestatus.aspx

Acerca de la Autora

Sheri Powell es muy consciente que la menopausia es un proceso natural e inevitable en la vida de toda mujer. Ella no sabía que era posible atravesar esta temporada en VICTORIA hasta que ella misma sufrió los síntomas.

Antes de dedicarle su vida a Dios, ella vivía dependiendo de que otros proveyeran respuestas y soluciones a los dilemas que encontraba en su trayectoria. A pesar que desde niña visitaba la iglesia con frecuencia, no sería hasta su edad adulta que cultivaría una relación personal con Jesucristo.

Mientras, Sheri creció en un vecindario comunitario donde hizo buen uso de los beneficios disponibles. De adolescente proveyó servicios de tutoría a niños en nivel de escuela elemental, donde su amor por la generación juvenil floreció.

Sheri entregó su vida a Dios en su totalidad el día 12 de abril del 1989. Entonces Dios comenzó a reemplazar las cenizas con belleza, su sufrir con el aceite de gozo, su carga pesada con la vestidura de adoración. Se convirtió en la siembra del Señor.

Sheri entonces tomó las riendas en un ministerio de niños, particularmente el ministerio en las calles, como maestra y líder del ministerio de jóvenes. Durante los últimos 10 años, ella ha servido como voluntaria y mentora en el club local de Boys & Girls.

En el año 2001, Sheri y su familia comenzaron a poner en práctica los talentos de la juventud con quienes trabajaban y organizaron el evento "Desayuno de Madres e Hijas." Poco después, Dios expandió su territorio. Por este medio, el Señor la acercó a los padres de esta juventud, particularmente a las madres.

En julio del 2008, el Señor le dió a Sheri una visión de las mujeres "encerradas" con Él. De manera similar a Moisés en Éxodo 3, ella le preguntó a Dios, "¿Quién soy yo, Señor, como para reunir y dirigir un grupo de mujeres.

Entonces el Señor le recordó a su tía Addie Stevens, primera dama de la Iglesia Macedonia, en Norwalk, Connecticut. Durante 20 años, la Sra. Stevens ha estado reuniendo damas en retiros, separándose del mundo por hasta por dos días consecutivos.

Durante los próximos dos años, Sheri siguió adelante con la visión de "encerramiento." Organizó 10 reuniones de retiro en oración. El primero fue titulado "Depertar" con 35 mujeres en asistencia, por dos días. El segundo fue un estudio de seis semanas sobre el libro de Esther, culminando con una noche de celebración, Una Noche Con El Rey. Luego Caminando Juntas en Oración-Regocijo, Restauración y Avivamiento, Juzgando a Otros, Nuestro Momento Definitivo, Mujeres Ungidas en el Señor, El Tabernáculo, En Sus Pasos y Mujeres de Dios en Llanto.

A pesar de que Sheri tiene un grado asociado en Consejería Cristiana, ella no permite que los grados o títulos la definan. El Espíritu Santo está en ella y la ha ungido, enviándola a predicar las buenas nuevas al manso de corazón. Dios la ha enviado a enmendar los corazones rotos, proclamar libertad a los cautivos, abrir las prisiones de los que están atados...y consolar a los que lloran. (Isaías 61:1-3 y Lucas 4:18-19)

Sheri y su esposo Anthony residen en Florida y viven y respiran simplemente para hacer la voluntad de Dios, compartiendo el evangelio de Cristo. Tienen cinco hijos adultos y un jardín de familia y amigos.

www.ingramcontent.com/pod-product-compliance
Lightning Source LLC
Chambersburg PA
CBHW072054290426
44110CB00014B/1684